BEI GRIN MACHT SICH IHR WISSEN BEZAHLT

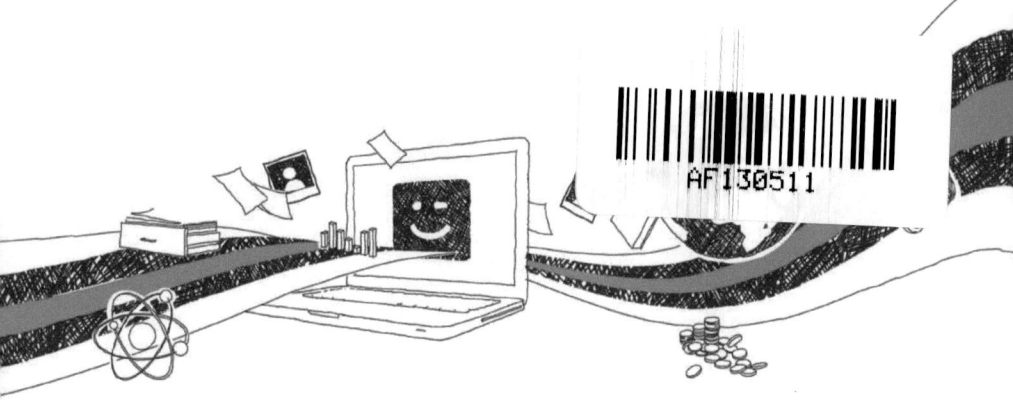

- Wir veröffentlichen Ihre Hausarbeit,
  Bachelor- und Masterarbeit

- Ihr eigenes eBook und Buch -
  weltweit in allen wichtigen Shops

- Verdienen Sie an jedem Verkauf

Jetzt bei www.GRIN.com hochladen
und kostenlos publizieren

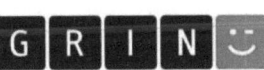

Low Carb und andere Diäten. Vor- und Nachteile und Gesundheitsaspekte

Olaf Korn

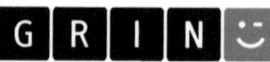

Bibliografische Information der Deutschen Nationalbibliothek:

Die Deutsche Nationalbibliothek verzeichnet diese Publikation in der Deutschen Nationalbibliografie; detaillierte bibliografische Daten sind im Internet über http://dnb.d-nb.de abrufbar.

ISBN: 9783346881267
Dieses Buch ist auch als E-Book erhältlich.

Druck und Bindung: Books on Demand GmbH, Norderstedt Germany
Gedruckt auf säurefreiem Papier aus verantwortungsvollen Quellen

Das vorliegende Werk wurde sorgfältig erarbeitet. Dennoch übernehmen Autoren und Verlag für die Richtigkeit von Angaben, Hinweisen, Links und Ratschlägen sowie eventuelle Druckfehler keine Haftung.

Das Buch bei GRIN: https://www.grin.com/document/1360361

Academy of Sports

Abschlussarbeit —
Thema Low Carb

Ernährungsberater B Lizenz

Korn, Olaf
Datum 08.05.2023

Inhaltsverzeichnis

1. Einleitung

1.1.Thematik

In Deutschland sind, laut einer Studie des Robert Koch-Institut von 2021, die auf einer Umfrage nach Selbstangaben basiert, 46,6% der Frauen und 60,5% der Männer übergewichtig, davon etwa 19% sogar adipös.

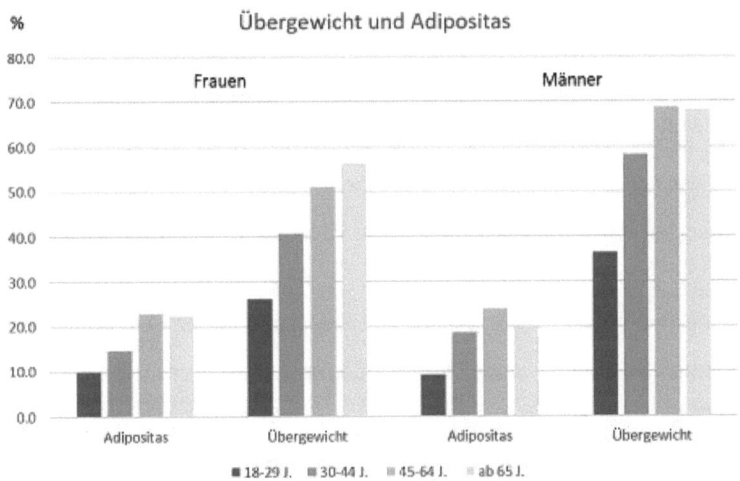

(Abb 1. : Quelle: Robert Koch-Institut 2021, Studie GEDA 2019/2020-EHIS)

Adipositas gehört heute damit zu einer der häufigsten Volkskrankheiten. Gravierende gesundheitliche Folgen durch ein erhöhtes Risiko an chronischen Krankheiten, wie z.B. Diabetes mellitus und Hypertonie, sind das erschütternde Ergebnis.

Umso nachvollziehbarer ist das Interesse an einer gesunden Ernährung. Es gibt eine Vielzahl an Diäten, die sich heute bewährt haben. Dazu gehört die kohlenhydratreduzierte Ernährung, die wir als Low Carb kennen. Oftmals werden Kohlenhydrate als Sündenbock deklariert, da sie angeblich die Schuld für Übergewicht sind und dadurch findet die Low Carb Ernährung ihren Zuspruch. Die Kohlenhydrate werden bei dieser Ernährungsform enorm reduziert. Es finden sich dazu Mengenangaben, die unter 100 Gramm Kohlenhydrate pro Tag empfehlen. Auch auf die Tageszeit wird bei dieser Diät geachtet, da hier die Uhrzeit vorgegeben wird, wann die letzten Kohlenhydrate verzehrt werden sollen. Dazu gibt es eine Vielzahl an unterschiedlichen Sichtweisen, allerdings ist das Ziel bei einer Low Carb Ernährung immer die Kohlenhydrataufnahme zu reduzieren.

1.2.Geschichte der Low-Carb Ernährung

Gegen Ende des 19. Jahrhunderts beschrieb der Londoner Bestatter William Banting (1797–1878) in seinem Brief (Letter on Corpulence, Addressed to the Public) das Prinzip und die Wirkung einer kohlenhydratarmen Ernährung auf seinen eigenen Körper. Er konnte allerdings in seinem Brief nicht erklären, weshalb der menschliche Körper so reagiert, da er kein Arzt oder Mediziner war. Dieser Brief wurde veröffentlicht.

Da Banting übergewichtig war, verschrieb sein damaliger Arzt (William Harvey) eine Diät mit dem Fokus auf Kohlenhydrate. Dadurch verlor er 23 kg Körpergewicht innerhalb eines Jahres

Nach der Veröffentlichung seines Briefes nutzten vereinzelte Ärzte diese Diät für ihre adipösen und an Diabetes erkrankten Patienten. Einer dieser Ärzte war Dr. Elliot P. Joslin, der im Jahr 1924 in seiner Praxis die Erfahrungen im Zusammenhang zwischen Diabetes und der Low Carb Ernährung sammelte und darüber berichtete.

Etwa in der gleichen Zeitspanne lebte Vilhjalmur Stefansson einige Jahre auf Grönland bei den Eskimos. Er beobachtete, dass bei den Eskimos weniger Zivilisations- und Krebskrankheiten vorkamen. Da bei den Eskimos nur tierische Lebensmittel auf den Tisch kamen und nur sehr selten pflanzliche Lebensmittel, waren sie trotzdem gesund.

Er berichtete dies seinen Kollegen in den USA, doch diese belächelten ihn für seine Erkenntnis. Eine ausgewogene Ernährung sei unabdingbar für die Gesundheit des Menschen. Deshalb stellte Stefansson seine These unter Beweis. Er und sein Bekannter aßen unter ärztlicher Aufsicht 12 Monate nur frisches Fleisch und die Innerrein der Tiere. Pflanzliche Lebensmittel, Milch und Eier waren Tabu. Nach Beendigung des Experimentes stellte man fest, dass es zu keinem Nährstoffmangel kam. Beide waren gesund und munter. Sie verloren an Körpergewicht und kleine Beschwerden verschwanden.

Das Fazit, welches daraus gezogen wurde, beinhaltet, dass eine kohlenhydratfreie Ernährung dafür geeignet ist überschüssige Kilos loszuwerden. Man konnte keine Nierenschäden oder Nährstoffmangel feststellen. Zu ihrem Erstaunen ging es den Testpersonen besser als mit der Normalkost, welche wir als eine Form der ketogenen Ernährung kennen. Die meisten Ärzte lehnten dennoch diese Form der Low Carb Ernährung ab. Andere Mediziner verwendeten diese Diät, um Parienten mit Diabetes zu behandeln, da diese Ernährungsform für die damalige Zeit sehr gut geeignet war.

Im Jahr 1869 entdeckte Paul Langerhans die Inselzellen im Gewebe der Bauchspeicheldrüse. Die Inselzellen sind für die Kopplung der Hormone Insulin und Glukagon notwendig. Diese regeln unseren Blutzuckerspiegel.

1922 erfolgte die erste erfolgreiche Anwendung von Insulin, welches industriell in Kanada hergestellt worden war, an einem Patienten. Erst in der Mitte der 60er Jahre konnte man chemisches Insulin herstellen. In der Zwischenzeit waren die Diabetiker gut einstellbar über die Low Carb Ernährung.

Ein Low Carb Pionier war Prof. Dr. Wolfgang Lutz (1913 – 2010). Der Österreicher ist bekannt für die „Lutz-Diät" und „Leben ohne Brot". Er zeigte auf, dass dieser Ernährungsansatz seine Gebrechen verbessern lies. Prof. Dr Lutz behauptete Morbus Crohn, Magenerkrankungen und Multiple Sklerose heilen zu können und dies bei 10.000 Patienten behandelt zu haben. In seiner Diät wurden viel Fleisch, Milch und Fett, aber auch Obst und Gemüse in den Vordergrund gerückt. Nur in Maßen sollte man Kohlenhydrate, in Form von Kartoffeln, Vollkornnudeln oder Reis, verzehren. Sogar Brot wurde gestattet, allerdings nur sehr wenig. Innerhalb seines Ernährungsplans sollten lediglich 72g Kohlenhydrate pro Tag gestattet sein. Da dies zu wenig für den Körper darstellt, ist der Organismus gezwungen Fett zu verbrennen. In Folge dessen verliert man Körperfett.

2. Erläuterung der Low Carb Diät und dessen gesundheitliche Risiken

2.1. Erläuterung der Low Carb Diät

Low Carb wird aus dem Englischen Low (niedrig) und Carb (Carbonhydrates – zu dt. Kohlenhydrate) zusammengesetzt.

Die Deutsche Gesellschaft für Ernährung (DGE) rät zu 55% Kohlenhydraten in der optimalen Ernährung.

Bei der Low Carb Diät ist es das Gegenteil, da sie sehr kohlenhydratarm ist.
Eine allgemeine Regelung dieser Menge gibt es für diese Ernährungsart jedoch nicht. Dadurch kommt es zu dem Effekt, dass sich die Insulinausschüttung verringert. Der Körper entnimmt die Energie nicht mehr aus der Glukose, sondern aus den Fetten. Da nun der Körper das Fett als Energieträger nutzt, bilden sich die Ketone (bei Zuckermangel).
Bei der Atkins Diät nimmt man in den ersten 14 Tagen lediglich 20g Kohlenhydrate zu sich. Es gibt auch Diäten, die komplett auf Kohlenhydrate verzichten. Alle Lebensmittel wie Brot, Nudeln und Reis, aber auch Obst, sind dann untersagt. Fett- und eiweißreiche Lebensmittel sind erlaubt, z.B. Fleisch, Eier und Fisch

2.2. Mögliche gesundheitliche Risiken einer Low Carb Diät

Da diese Form der Ernährung einseitig ist, birgt sie auch Risiken.
Durch die erhöhte Aufnahme von Fetten und Eiweißen kann es zu Krankheiten kommen. Herz-Kreislauf-Krankheiten wie der Herzinfarkt oder der Schlaganfall sind auf den erhöhten Konsum von gesättigten Fettsäuren zurückzuführen. Auch erhöhte Werte von LDL Cholesterin und Harnsäure / Harnstoffe stellen ein Problem dar. Hier ist die Krankheit Gicht zu nennen.
Der Mangel an Vitaminen und Ballaststoffen birgt weitere Gefahren.

Hier sollte man um einen ärztlichen Rat bitten, der gegebenenfalls Supplemente empfiehlt.

2.3. Die Grundlagen der Ernährung

Der Leitsatz „ Du bist, was du isst." kennt nahe zu jeder.
Viele Krankheiten wie Adipositas, Diabetes oder Herzinfarkt hängen mit unserer Ernährung zusammen. Wer sich über Jahre schlecht ernährt und sich zu wenig bewegt, hat ein erhöhtes Risiko für ernährungsbedingte Krankheiten.

In einen Sportwagen würde keiner auf die Idee kommen „Dreck" zu tanken.
Daher sollten wir darauf achten was und wieviel wir essen.
Wir benötigen Energie, Nährstoffe, Mineralien, Vitamine und Wasser.

Wenn wir allerdings zu viel Energie zu uns nehmen, werden wir übergewichtig; gegenteilig jedoch untergewichtig. Unser Energiebedarf ist für jeden Menschen unterschiedlich, abhängig von der Größe, Gewicht, Geschlecht und Alter oder der körperlichen Aktivität. Alte Menschen benötigen weniger Energie als ein olympischer Athlet.
Um gesund und leistungsfähig zu sein, benötigen wir eine ausgewogene Ernährung. Diese liefert uns alle Stoffe, die wir benötigen.
Die Menschen benötigen chemische Energie, um ihre Lebensfunktionen aufrecht zu erhalten. Die chemische Energie wird vom Körper gespeichert und kann auch verbraucht werden. Der chemische Energiespeicher nennt sich Adenosintriphosphat (ATP).

3. Stoffwechsel

3.1. Grundlagen des Stoffwechsels

Der menschliche Körper benötigt Energie. Um diese aufzunehmen müssen wir organische Substanzen einnehmen. Diese Energielieferanten heißen Makronährstoffe. Sie werden wie folgt aufgeschlüsselt:

Kohlenhydrate 4 kcal/g
Fette 9 kcal/g
Eiweiße 4 kcal/g
Alkohol 7 kcal/g; dies ist kein Nahrungsmittel, sondern ein Genussmittel

Die Makronährstoffe verbinden sich mit Sauerstoff im Körper. Davon werden 60% in Wärme und 40% in ATP umgewandelt. Die entwickelte Wärme benötigen wir für die Aufrechterhaltung der Körpertemperatur. Die ATP werden für viele Stoffwechselvorgänge gespeichert. Um die Energie zu entfalten spaltet sich Adenosintriphosphat in Adenosindiphosphat (ADP) und freies Phosphat (P). Die gespeicherten ATP sind im Körper limitiert und dadurch hat der Körper 2 Wege diese durch ATP-Resynthese selber herzustellen. Es wird unterschieden zwischen anaerobe und aerobe Energiegewinnung.

anaerob = Kreatinphosphat, Adenosindiphosphat und Glykolyse

aeroben = Oxidation von Glukose, freien Fettsäuren und Aminosäuren

Bei dem Abbau entsteht Acetyl-CoA als Zwischenprodukt. Dies wird dann durch die Freisetzung von Kohlendioxid und Wasser zu Adenosintriphosphat.

3.2. Nutzbarmachung der Kohlenhydrate

Kohlenhydrate bestehen aus Wasserstoff, Kohlenstoff und Sauerstoff. Sie sind die schnellsten Energielieferanten in unserer Ernährung. Man unterscheidet zwischen einfachen und komplexen Kohlenhydraten. Zu den einfachen Kohlenhydraten zählt Zucker und zu den komplexen Kohlenhydraten Vollkornprodukte. Zucker (Fruktose oder Glukose) lässt unseren Blutzuckerspiegel rasch ansteigen, wohingegen Vollkornprodukte unseren Blutzuckerspiegel allmählich ansteigen lassen. Wenn der Blutzuckerspiegel schnell ansteigt, fällt er auch schnell wieder ab. Aufgrund dessen werden wir wieder zügig hungrig. Genau das Gegenteil passiert bei den komplexen Kohlenhydraten, denn wir bleiben länger satt und unser Blutzuckerspiegel fährt keine Achterbahn.

Anmerkung der Redaktion: Die Abbildung wurde aus urheberrechtlichen Gründen entfernt.

(Abb 2. : Kohlenhydrate und Zucker: Lebensmittelverband Deutschland)

Die Verdauung der Kohlenhydrate beginnt im Mund durch das Kauen und Einspeicheln des Nahrungsbreis. Im Speichel ist das Enzym Amylase. Dieses spaltet den Mehrfachzucker in Zweifachzucker. Im Magen angekommen wird diese Spaltung pausiert und wird erst im Dünndarm wieder aufgenommen. Jetzt schüttet die Bauchspeicheldrüse ihre Enzyme aus, die sogenannten Amylasen. Dadurch werden die Zweifachzucker in Einfachzucker gespalten.

Maltose wird zu Glukose (x2)
Laktose wird zu Glukose und Galaktose
Saccharose wird zu Glukose und Fruktose

Danach nimmt der Dünndarm den Einfachzucker ins Blut auf und transportiert ihn über die Pfortader in die Leber. Damit steht uns die Energie zur Verfügung.
Wenn wir zu viele Kohlenhydrate verzehren steigt unser Blutzuckerspiegel schnell an. Die Leber wandelt den Einfachzucker in Glykogen um und speichert ihn in der Muskulatur und in der Leber selbst. Der Vorteil von Glykogen ist, dass es nicht wasserlöslich und ein schnell abrufbarer Energiespeicher ist. Glykogen, welches in der Muskulatur gespeichert wurde, kann auch nur von dem Muskel verwendet werden. Bei

der Leber ist es flexibel, da sie es auch nutzen kann um den Blutzuckerspiegel zu stabilisieren.

Der glykämische Index (GI) gibt an wie schnell der Blutzucker in die Höhe steigt. Glukose hat einen Wert von 100 GI und ist damit auf der Spitze. Damit unser Blutzucker eben keine Achterbahn fährt, sollte man solche Lebensmittel nur sehr selten verzehren und lieber zu Lebensmittel greifen mit einem deutlich niedrigerem GI Wert, wie z.B. Vollkornbrot hat einen Wert von nur 40 GI.

Die Bauchspeicheldrüse muss weniger Insulin ausschütten und damit sinkt das Risiko an Diabetes mellitus Typ 2 zu erkranken. Insbesondere sollten Diabetiker ihren Fokus drauf legen, auf einen geringen GI Wert bei der Ernährung zu achten.

4. Die Low Carb Ernährung im Überblick

Die Vorstellung von Low Carb ist, dass man Eiweiße und Fette in der Ernährung erhöht und die Kohlenhydrate senkt. Normalerweise nutzt unser Körper in erster Linie schnell verfügbare Energielieferanten, die Kohlenhydrate. Da nun allerdings weniger bis keine Kohlenhydrate zu Verfügung stehen, nutzt der Körper die Fettsäuren für die wichtigen ATP. In der Leber werden diese zu Acetyl-CoA abgebaut und aus diesen werden Ketone gebildet, welche vergleichsweise wie Glukose arbeiten. Die Energie, die in Fettsäuren gespeichert ist, kann nun auch von Organen genutzt werden, die normalerweise solche nicht nutzen könnten. So erhalten wir die Energie aus unseren Fettreserven. Da dem Körper die Ballaststoffe fehlen bekommen wir zügig Hunger. Dabei helfen uns die Eiweiße länger satt zu bleiben.

Wie in dem Kapitel 2.1 zu sehen ist, ist die Reduktion oder gar der Verzicht von Kohlenhydraten das genaue Gegenteil zu dem was die DGE empfiehlt.

5. Gestaltung der Low Carb Ernährung

Eine genaue Bestimmung für die Menge an Kohlenhydraten gibt es als Verallgemeinerung nicht. Jede Form benennt hier eigene Mengenangaben. Das ursprüngliche Ziel jeder Form der Low Carb Ernährung ist die Reduzierung der Kohlenhydrate und der Entstehung von Ketonen bei minimierter Insulinausschüttung. Diese Form der Ernährung nennt man Diät.

5.1 . Übersicht von Low Carb Diäten

Mittlerweile gibt mehr als 21 Low Carb Diäten und man kann sich dazu viel im Internet belesen, welche denn am besten zu einem passt.

Es ist wichtig zu beachten, dass die Umsetzung einer kohlenhydratarmen Ernährung individuell angepasst werden sollte und unter Umständen medizinische Überwachung erfordert, insbesondere bei Personen mit Diabetes oder anderen chronischen Erkrankungen.

Hierbei gehe ich auf die 21 bekanntesten Low Carb Diäten näher ein.

5.1.1. Anabole Diät

Die anabole Diät ist ein kohlenhydratarmes Ernährungsprogramm, das sich auf die maximale Nutzung von Körperfett zur Energiegewinnung konzentriert. Es ist eine Art von einer Low Carb Diät, bei der man während der Woche eine sehr kohlenhydratarme Ernährung zu sich nimmt und am Wochenende die Kohlenhydratzufuhr erhöht.

Die Idee hinter der anabolen Diät ist, den Körper in einen Zustand der Ketose zu versetzen, um den Stoffwechsel anzukurbeln und den Fettabbau zu fördern. In diesem Zustand verbrennt der Körper Fett als primäre Energiequelle, anstatt Kohlenhydrate zu nutzen.

Die anabole Diät basiert auf dem Konzept, dass durch eine sehr kohlenhydratarme Ernährung Insulinresistenz entsteht und dadurch der Körper gezwungen ist, Fett als primäre Energiequelle zu nutzen. Durch die Reduzierung der Kohlenhydratzufuhr kann auch die Insulinausschüttung reduziert werden.

In der Regel besteht die anabole Diät aus einer sehr kohlenhydratarmen Ernährung von 20 bis 30 Gramm Kohlenhydraten pro Tag während der Woche und einer höheren Kohlenhydratzufuhr am Wochenende. Während der Woche wird die Ernährung durch proteinreiche Lebensmittel wie Fleisch, Fisch, Eier und Käse ergänzt. Am Wochenende können Kohlenhydrate wie Nudeln, Reis, Brot und Obst gegessen werden

Das Ziel der Diät ist der Muskelerhalt, Muskelaufbau und die Fettverbrennung.
Die Anabole Diät ist für Sportler, insbesondere bei Bodybuildern, sehr beliebt.
Allerdings wurde sie wissenschaftlich wenig erforscht.

5.1.2. Atkins Diät

Die Atkins-Diät ist eine kohlenhydratarme Ernährungsweise, die von Dr. Robert C. Atkins in den 1970er Jahren entwickelt wurde. Sie basiert auf der Idee, dass der Verzehr von Kohlenhydraten den Körper dazu veranlasst, Insulin auszuschütten, was wiederum die Fettspeicherung fördert. Indem man Kohlenhydrate reduziert und stattdessen mehr Protein und Fett isst, kann man angeblich Gewicht verlieren.
Die Atkins-Diät besteht aus vier Phasen:

1. Einführungsphase: In den ersten 2 Wochen werden nur 20 Gramm Kohlenhydrate pro Tag gegessen. Es wird empfohlen, proteinreiche Lebensmittel wie Fleisch, Fisch, Eier und Käse zu essen.

2. Fortgeschrittene Einführungsphase: In dieser Phase werden allmählich mehr Kohlenhydrate hinzugefügt, um zu sehen, wie der Körper darauf reagiert. Ziel ist es, die Kohlenhydratzufuhr so niedrig wie möglich zu halten, aber gleichzeitig genügend Kohlenhydrate für die Energieversorgung des Körpers zu haben.

3. Vorhaltungsphase: In dieser Phase wird das Gewicht stabilisiert, indem man die Kohlenhydratzufuhr langsam erhöht, um zu sehen, wie viel Kohlenhydrate man essen kann, ohne zuzunehmen.

4.   Lebenslange Erhaltungsphase: Wenn man das gewünschte Gewicht erreicht hat, sollte man eine dauerhaft kohlenhydratarme Ernährung beibehalten.

5.1.3. Bulletproof Diät

Der US-Amerikaner Dave Asprey schrieb im Jahr 2014 sein Buch „The Bulletproof Diet".
Diese ist im Verhältnis zu den vorherigen Diäten recht jung.
Dave Asprey war ein ehemaliger IT-Manager und erklärte wie man in 14 Schritten zu einer „kugelsicheren" Ernährung gelangt.

Er unterteilt Lebensmittel von bulletproof (kugelsicher) bis hin zu toxic (giftig).
Dies gilt für alle Lebensmittelgruppen, wie zum Beispiel Obst, Gemüse, Getränke, aber auch Fette, Eiweiße und Gewürze.

Somit gibt es in jeder Gruppe „kugelsichere" Lebensmittel und damit soll man langfristig die Diät absolvieren können.
Die Diät setzt sich aus wenigen Kohlhydraten, ausreichend Eiweiß und viel Fett zusammen.

Das Zentrum seiner Diät ist der „Bulletproof Coffee". Dieser setzt sich aus Kaffee, Butter und Öl zusammen. Das Koffein soll für den nötigen Schwung am Morgen sorgen.
Neben dem Diätziel abzunehmen soll wohl auch die geistige und körperliche Leistungsfähigkeit zunehmen.

Bei dieser Diät muss man keine Kalorien zählen. Wissenschaftlich ist diese Form der Low Carb Diät nicht bestätigt.

5.1.4. Dukan Diät

Die Dukan Diät ist eine Low Carb Diät, die in den 2000er Jahren vom französischen Arzt Dr. Pierre Dukan entwickelt wurde. Die Diät besteht aus 4 Phasen, die auf proteinreiche Nahrungsmittel setzen und Kohlenhydrate reduzieren.
Die Phasen der Dukan Diät lauten:

1.   Angriffsphase: In dieser Phase, die 2-7 Tage dauert, werden nur proteinreiche Lebensmittel wie Fleisch, Fisch, Eier und Milchprodukte gegessen.
2.   Aufbauphase: In dieser Phase werden proteinreiche Lebensmittel weiterhin gegessen, aber auch bestimmte Gemüsesorten hinzugefügt.
3.   Stabilisierungsphase: In dieser Phase wird die Ernährung langsam wieder ausgewogen und Kohlenhydrate werden wieder eingeführt, jedoch in begrenztem Umfang.
4.   Erhaltungsphase: In dieser Phase kann man wieder normal essen, sollte aber regelmäßig einen proteinreichen Tag einlegen.

Die Dukan Diät ist umstritten, da sie sehr einseitig ist und langfristig zu Nährstoffmängeln führen kann. Zudem ist die Diät sehr restriktiv und kann zu Frustration und Heißhunger führen. Auch gibt es Bedenken bezüglich des hohen Proteinkonsums, der zu einer Belastung für die Nieren führen kann. Es ist immer empfehlenswert, vor der Umstellung auf eine solche Diät Rücksprache mit einem Arzt oder Ernährungsexperten zu halten.

5.1.5. Hollywood Diät

Die Hollywood Diät ist eine Diät, die in den 1920er Jahren in Hollywood populär wurde und bis heute in verschiedenen Varianten angeboten wird. Die Idee dahinter ist, durch eine sehr kalorienarme Ernährung schnell Gewicht zu verlieren.

Die Hollywood Diät basiert oft auf einem speziellen Saft oder einer speziellen Suppe, die als Mahlzeitersatz dient. In der Regel dürfen auch nur bestimmte Lebensmittel zu sich genommen werden, wie beispielsweise Obst, Gemüse oder mageres Fleisch.

Die Hollywood Diät ist umstritten, da sie sehr einseitig ist und oft zu Nährstoffmängeln führt. Zudem ist der schnelle Gewichtsverlust oft nur vorübergehend und das verlorene Gewicht wird häufig wieder zugenommen, sobald man zur normalen Ernährung zurückkehrt. Auch kann eine sehr kalorienarme Ernährung zu Müdigkeit, Schwindel, Konzentrationsschwäche und Heißhungerattacken führen.

5.1.6. LCHF Methode

Die LCHF Methode steht für "Low Carb High Fat" und ist eine Ernährungsweise, die auf eine Reduktion von Kohlenhydraten und eine Erhöhung des Fettanteils in der Nahrung abzielt. Dabei soll der Körper in einen Zustand der Ketose versetzt werden, bei dem er vermehrt auf Fett als Energiequelle zurückgreift.

Die genaue Umsetzung der LCHF Methode kann variieren, aber typischerweise wird der Anteil an Kohlenhydraten auf unter 50 Gramm pro Tag reduziert, während der Anteil an Fett auf etwa 70-80% der täglichen Kalorienaufnahme erhöht wird. Protein macht den Rest der Kalorien aus. Erlaubt sind unter anderem Fleisch, Fisch, Eier, Milchprodukte, Nüsse und gesunde Fette wie Olivenöl oder Avocadoöl.

Befürworter der LCHF Methode argumentieren, dass sie zu einer besseren Fettverbrennung und Gewichtsabnahme, sowie zur Verbesserung von Blutzucker- und Cholesterinwerten und einer höheren Sättigung und Energie führen kann.

Kritiker warnen jedoch vor einer zu hohen Belastung der Nieren und einer möglichen Mangelvorsorgung mit Ballaststoffen, Vitaminen und Mineralstoffen. Auch kann es bei manchen Menschen zu Verdauungsproblemen oder einer Verschlechterung von Sportleistungen kommen.

5.1.7. LOGI Methode

Die LOGI Methode ist eine Ernährungsweise, die auf der Idee basiert, dass die Art und Menge der Kohlenhydrate, die wir zu uns nehmen, entscheidend für eine gesunde und ausgewogene Ernährung sind.
LOGI steht dabei für "Low Glycemic and Insulinemic" und bezieht sich auf die Reduktion von Kohlenhydraten mit hohem glykämischen Index (GI) und Insulinindex (II).

Die LOGI Methode empfiehlt eine Reduktion von Kohlenhydraten mit hohem GI, wie Zucker, Weißmehlprodukte, Reis und Kartoffeln, zugunsten von solchen mit niedrigem GI wie Gemüse, Obst und Vollkornprodukten. Auch wird eine moderate Erhöhung des Eiweißanteils sowie eine ausreichende Zufuhr von gesunden Fetten empfohlen.

Befürworter der LOGI Methode argumentieren, dass sie zu einer besseren Blutzuckerregulation und einem höheren Sättigungsgefühl führen kann, was wiederum zu einer besseren Gewichtskontrolle und Gesundheit beitragen kann.

Kritiker weisen jedoch darauf hin, dass eine zu starke Reduktion von Kohlenhydraten zu einem Mangel an wichtigen Nähr- und Ballaststoffen führen kann und dass eine moderate Erhöhung des Eiweißanteils bei manchen Menschen zu einer erhöhten Belastung der Nieren führen kann.

5.1.8. LCHQ Methode

Es gibt verschiedene Ernährungsmethoden, die auf eine Reduktion von Kohlenhydraten und eine Erhöhung des Fettanteils setzen. Eine davon ist die LCHQ Methode, die für "Low Carb High Quality" steht. Diese Methode ist ähnlich wie die LCHF Methode (Low Carb High Fat), jedoch wird hierbei der Fokus auf die Qualität der Kohlenhydrate gelegt.

Im Rahmen der LCHQ Methode sollen Kohlenhydrate mit niedrigem glykämischen Index bevorzugt werden. Dies sind beispielsweise Gemüse, Beeren und Vollkornprodukte. Kohlenhydrate mit hohem glykämischen Index, wie Weißbrot, Zucker und Kartoffeln, sollten hingegen reduziert werden.

Zusätzlich wird bei der LCHQ Methode auf eine ausreichende Zufuhr von gesunden Fetten und Proteinen geachtet. Beispiele für gesunde Fette sind Olivenöl, Nüsse und Samen sowie Fischöl. Proteine können aus tierischen und pflanzlichen Quellen stammen, wie beispielsweise Fleisch, Fisch, Eiern, Hülsenfrüchten und Tofu.

Die LCHQ Methode soll dazu beitragen den Blutzuckerspiegel zu stabilisieren, Heißhungerattacken zu reduzieren und das Sättigungsgefühl zu erhöhen. Dadurch soll eine Gewichtsreduktion erleichtert werden. Kritiker warnen jedoch auch hier vor möglichen Risiken wie einem Mangel an Ballaststoffen und Nährstoffen sowie einer möglichen Überlastung der Nieren bei einer zu hohen Proteinzufuhr.

5.1.9. Lutz Diät

Die Lutz Diät ist eine Form der Low Carb Diät, die von Dr. Wolfgang Lutz in den 1960er Jahren entwickelt wurde. Die Diät basiert auf der Idee, dass eine kohlenhydratarme Ernährung zu einer Reduktion von Körperfett führt.
Die Lutz Diät unterscheidet sich von anderen Low Carb Diäten dadurch, dass sie auch auf eine moderate Proteinzufuhr setzt. Stattdessen wird der Fokus auf eine hohe Fettzufuhr gelegt. Lutz empfiehlt, dass mindestens 60% der täglichen Kalorienzufuhr aus Fett stammen sollten.

Kohlenhydrate sind in der Lutz Diät stark eingeschränkt und sollen auf maximal 72 Gramm pro Tag begrenzt werden. Erlaubt sind hauptsächlich Gemüse, Salate und

Milchprodukte. Zucker und stärkehaltige Lebensmittel wie Brot, Nudeln und Reis sind streng verboten.

Die Lutz Diät soll zu einer schnellen Gewichtsreduktion führen und gleichzeitig die Blutzucker- und Insulinspiegel stabilisieren. Kritiker warnen jedoch auch hier vor möglichen Risiken wie einem Mangel an Ballaststoffen und Nährstoffen sowie einer möglichen Überlastung der Nieren bei einer zu hohen Proteinzufuhr.

5.1.10. Paleo Diät

Die Paleo Diät, auch als Steinzeitdiät oder urzeitliche Ernährung bezeichnet, basiert auf der Idee, dass der menschliche Körper am besten auf eine Ernährung zurückgreift, die der seiner Vorfahren aus der Altsteinzeit ähnelt. Diese Diät soll eine natürliche und gesunde Ernährungsweise fördern, die den Körper mit ausreichend Nährstoffen versorgt.

Die Paleo Diät besteht aus einer hohen Aufnahme von Fleisch, Fisch, Eiern, Gemüse, Obst, Nüssen und Samen. Milchprodukte, Getreideprodukte, Hülsenfrüchte und Zucker werden dagegen vermieden. Der Verzehr von verarbeiteten Lebensmitteln und künstlichen Zusatzstoffen wird ebenfalls vermieden.

Befürworter der Paleo Diät argumentieren, dass diese Ernährungsweise zu einer verbesserten Gesundheit und Gewichtsverlust führen kann. Kritiker warnen jedoch, dass eine solche Diät zu einem Mangel an wichtigen Nährstoffen wie Ballaststoffen, Vitaminen und Mineralien führen kann. Zudem kann die hohe Aufnahme von Fleisch und tierischen Produkten ein Risiko für Herz-Kreislauf-Erkrankungen darstellen.

Es ist wichtig zu beachten, dass die Ernährungsgewohnheiten unserer Vorfahren stark variieren konnten und sich auch von Region zu Region unterschieden haben. Die Paleo-Diät sollte daher nicht als eine strikte Regel betrachtet werden, sondern als eine Möglichkeit, sich auf natürliche und unverarbeitete Lebensmittel zu konzentrieren.

5.1.11. Glyx Diät

Die Glyx Diät ist eine Ernährungsweise, die darauf abzielt, den Blutzuckerspiegel stabil zu halten und somit Heißhungerattacken und Gewichtszunahme zu vermeiden. Die Diät basiert auf dem Konzept des glykämischen Index (GI), der die Auswirkungen von Kohlenhydraten auf den Blutzuckerspiegel beschreibt.

Lebensmittel mit einem hohen GI erhöhen den Blutzuckerspiegel schnell und können zu Heißhunger und einer erhöhten Insulinproduktion führen. Lebensmittel mit einem niedrigen GI hingegen werden langsamer verdaut und halten den Blutzuckerspiegel stabil.

Die Glyx Diät beinhaltet eine Vielzahl von Lebensmitteln mit einem niedrigen GI wie Vollkornprodukte, Hülsenfrüchte, Obst, Gemüse und Milchprodukte. Lebensmittel mit einem hohen GI wie Süßigkeiten, Weißbrot und Kartoffeln sollten vermieden werden. Die Diät empfiehlt auch, kleine, häufige Mahlzeiten zu sich zu nehmen, um den Blutzuckerspiegel stabil zu halten.

Befürworter der Glyx Diät argumentieren, dass sie zu einer Gewichtsabnahme und einer verbesserten Gesundheit führen kann, indem sie den Blutzuckerspiegel stabilisiert und Heißhungerattacken reduziert. Kritiker argumentieren jedoch, dass der GI allein kein zuverlässiger Indikator für eine gesunde Ernährung ist und dass es wichtig ist, auf die Gesamtnährstoffzusammensetzung der Mahlzeiten zu achten.

5.1.12. Ketogene Diät

Die ketogene Diät ist eine Ernährungsform, die sich durch eine sehr geringe Kohlenhydratzufuhr und eine hohe Fettzufuhr auszeichnet. Ziel ist es, den Körper in einen Zustand der Ketose zu versetzen, in dem er statt Kohlenhydraten Fett als primäre Energiequelle nutzt.

Normalerweise nutzt der Körper Kohlenhydrate als Hauptenergiequelle und speichert überschüssige Kohlenhydrate als Glykogen in Leber und Muskeln. Wenn jedoch die Zufuhr von Kohlenhydraten stark reduziert wird, greift der Körper auf seine Fettreserven zurück und baut diese ab, um Energie zu gewinnen. Dadurch werden sogenannte Ketone gebildet, die der Körper als alternative Energiequelle nutzen kann.

Die ketogene Diät besteht aus sehr fettreichen Lebensmitteln wie Fleisch, Fisch, Eiern, Butter, Ölen, Avocado und Nüssen, sowie aus einer moderaten Menge an proteinhaltigen Lebensmitteln wie Milchprodukten, Fleisch und Fisch. Kohlenhydrathaltige Lebensmittel wie Zucker, Brot, Nudeln, Reis und Kartoffeln sind in der Regel verboten oder stark begrenzt.

Die ketogene Diät wurde ursprünglich zur Behandlung von Epilepsie entwickelt, da sie helfen kann, Anfälle zu reduzieren. Inzwischen wird die Diät jedoch auch zur Gewichtsabnahme und zur Verbesserung der Insulinsensitivität eingesetzt.
Es gibt jedoch auch Bedenken hinsichtlich möglicher Risiken und Nebenwirkungen der ketogenen Diät, insbesondere hinsichtlich des Risikos von Mangelernährung, Verstopfung, Müdigkeit und schlechtem Atem.

5.1.13. Montignac Methode

Die Montignac Methode ist eine Diät, die in den 1980er Jahren vom französischen Ernährungswissenschaftler Michel Montignac entwickelt wurde. Sie basiert auf der Idee, dass es nicht nur wichtig ist, wie viel man isst, sondern auch welche Art von Kohlenhydraten man isst.

Die Montignac Methode unterscheidet zwischen "guten" und "schlechten" Kohlenhydraten. "Gute" Kohlenhydrate haben einen niedrigen glykämischen Index (GI) und führen daher zu einer langsamen und gleichmäßigen Freisetzung von Glukose in den Blutkreislauf. "Schlechte" Kohlenhydrate haben dagegen einen hohen GI und führen zu einem schnellen Anstieg des Blutzuckerspiegels.

In der Montignac Methode werden "schlechte" Kohlenhydrate wie Zucker, Weißbrot, weißer Reis und Kartoffeln vermieden oder stark eingeschränkt. Stattdessen werden "gute" Kohlenhydrate wie Vollkornprodukte, Hülsenfrüchte, Obst und Gemüse bevorzugt. Auch Fette und Proteine spielen in dieser Diät eine wichtige Rolle.

Die Montignac Methode hat Ähnlichkeiten mit der Low Carb Diät, da sie eine geringere Kohlenhydratzufuhr empfiehlt, jedoch legt sie mehr Wert auf die Qualität der Kohlenhydrate als auf die Menge. Die Methode soll nicht nur helfen, das Gewicht zu reduzieren, sondern auch das Risiko von Herz-Kreislauf-Erkrankungen und Diabetes zu senken.

Es gibt jedoch auch Kritik an der Montignac Methode. Einige Ernährungswissenschaftler argumentieren, dass der glykämische Index kein zuverlässiger Indikator für die Gesundheit von Kohlenhydraten ist und dass eine ausgewogene Ernährung mit moderater Kohlenhydratzufuhr in der Regel ausreichend ist.

5.1.14. New York Diät

Die New York Diät wurde von David Kirsch entwickelt, einem Personal Trainer aus New York. Die Diät basiert auf einer Kombination aus einer kalorienarmen Ernährung und einem intensiven Trainingsprogramm. Sie besteht aus vier Phasen, die jeweils unterschiedliche Kalorienmengen und Lebensmittelgruppen beinhalten.

In der ersten Phase werden zum Beispiel nur Proteinquellen wie Fleisch, Fisch und Eier sowie Gemüse und Obst mit niedrigem Zuckergehalt gegessen.
In der zweiten Phase werden auch Vollkornprodukte und Milchprodukte eingeführt, während in der dritten Phase auch höher glykämische Kohlenhydrate wie Nudeln und Reis erlaubt sind.
Die vierte und letzte Phase soll einen dauerhaften Erhalt des erreichten Gewichts sicherstellen und beinhaltet eine ausgewogene Ernährung mit moderatem Kalorienverbrauch.

Es gibt jedoch wenig wissenschaftliche Unterstützung für die spezifischen Ansprüche der New York Diät. Obwohl eine kalorienarme Ernährung und ein intensives Trainingsprogramm helfen können, Gewicht zu verlieren und eine bessere körperliche Fitness zu erreichen, ist es wichtig, dass eine Ernährungsumstellung individuell angepasst wird und eine ausgewogene Ernährung beinhaltet.

5.1.15. Sears Diät

Die Sears Diät wurde von Barry Sears, einem amerikanischen Biochemiker, entwickelt und ist auch bekannt als die Zone Diät. Die Diät basiert auf der Idee, dass eine ausgewogene Ernährung, die Kohlenhydrate, Proteine und Fette in einem bestimmten Verhältnis enthält, zu einem besseren körperlichen und geistigen Zustand führen kann.

Die Sears Diät empfiehlt, dass jede Mahlzeit 40% Kohlenhydrate, 30% Proteine und 30% Fette enthält. Es wird empfohlen, kleine, häufige Mahlzeiten zu sich zu nehmen, um den Blutzuckerspiegel stabil zu halten. Es wird auch empfohlen, Lebensmittel mit niedrigem glykämischen Index zu wählen, um den Blutzuckerspiegel weiter zu stabilisieren.

Obwohl es einige Studien gibt, die zeigen, dass die Sears Diät bei der Gewichtsabnahme helfen kann, gibt es auch Kritik an der Diät. Einige Experten argumentieren, dass die strikten Verhältnisse von Kohlenhydraten, Proteinen und Fetten nicht notwendig sind und dass eine ausgewogene Ernährung, die auf individuelle Bedürfnisse zugeschnitten ist, genauso effektiv sein kann.

5.1.16. Slow Carb Diät

Die Slow Carb Diät wurde von Tim Ferriss, einem amerikanischen Autor und Unternehmer, entwickelt und basiert auf der Idee, dass bestimmte Kohlenhydrate langsamer verdaut werden als andere und somit einen geringeren Einfluss auf den Blutzuckerspiegel haben. Die Diät zielt darauf ab, den Blutzuckerspiegel stabil zu halten und den Körper in den Zustand der Fettverbrennung zu bringen.

Die Slow Carb Diät empfiehlt, bestimmte Kohlenhydrate, wie Weißbrot, Nudeln und Zucker, zu vermeiden und stattdessen komplexe Kohlenhydrate, wie Gemüse, Hülsenfrüchte und Vollkornprodukte, zu wählen. Es wird empfohlen, viel Protein zu sich zu nehmen und regelmäßig Sport zu treiben, um den Stoffwechsel zu steigern.

Eine Besonderheit der Slow Carb Diät ist der sogenannte "Cheat Day", an dem man einmal pro Woche alles essen kann, worauf man Lust hat. Der Cheat Day soll dazu dienen, den Stoffwechsel anzuregen und den Körper aus der Fettverbrennung zu bringen.
Es gibt nur begrenzte wissenschaftliche Untersuchungen zur Slow Carb Diät, aber einige Studien haben gezeigt, dass eine Ernährung mit langsamen Kohlenhydraten zu einer besseren Gewichtskontrolle und einem geringeren Risiko für Diabetes und Herzerkrankungen führen kann. Es ist jedoch wichtig zu beachten, dass jeder Körper anders auf verschiedene Ernährungsweisen reagiert und dass die Slow Carb Diät nicht für jeden geeignet sein könnte.

5.1.17. South Beach Diät

Die South Beach Diät ist eine Low Carb Diät, die von dem amerikanischen Kardiologen Arthur Agatston entwickelt wurde. Die Diät zielt darauf ab, den Blutzuckerspiegel stabil zu halten, Heißhungerattacken zu vermeiden und Gewichtsverlust zu fördern.

Die South Beach Diät besteht aus drei Phasen. In der ersten Phase, die zwei Wochen dauert, werden alle Kohlenhydrate außer Gemüse und bestimmten Obstsorten vermieden. Diese Phase soll den Körper in den Zustand der Ketose bringen, in dem er Fett als Energiequelle verbrennt. In der zweiten Phase werden langsam mehr Kohlenhydrate eingeführt, um einen langsameren und stetigeren Gewichtsverlust zu fördern. In der dritten Phase geht es darum, die gesunde Ernährung und Lebensweise beizubehalten, um das Gewicht langfristig zu halten.

Die South Beach Diät empfiehlt den Verzehr von gesunden Fetten, Eiweißquellen, ballaststoffreichen Kohlenhydraten und Gemüse. Verarbeitete Lebensmittel, Zucker und raffinierte Kohlenhydrate sollten vermieden werden.

Es gibt einige wissenschaftliche Studien, die die Wirksamkeit der South Beach Diät bei der Gewichtsreduktion und der Verbesserung von Blutfettwerten unterstützen. Die Diät wurde auch als hilfreich für Menschen mit Diabetes und Herzerkrankungen identifiziert.

5.1.18. Stillman Diät

Die Stillman Diät ist eine Low Carb Diät, die von dem amerikanischen Arzt Dr. Irwin Maxwell Stillman in den 1960er Jahren entwickelt wurde. Die Diät zielt darauf ab, den Kohlenhydratkonsum zu reduzieren und den Verzehr von proteinreichen Lebensmitteln zu erhöhen.

Die Stillman Diät ist sehr restriktiv und erlaubt nur wenige Nahrungsmittel. Während der Diät darf man nur eiweißreiche Lebensmittel wie Fleisch, Fisch, Eier und Käse sowie einige Gemüsesorten und fettfreie Milchprodukte essen. Kohlenhydratreiche Lebensmittel wie Brot, Nudeln, Reis und Süßigkeiten sind nicht erlaubt. Die Diät erlaubt auch keine Fette und Öle, außer in begrenztem Maße in bestimmten Proteinquellen.

Die Stillman Diät wird als sehr effektiv bei der Gewichtsabnahme betrachtet, da sie den Verzehr von Kalorien einschränkt und den Körper in den Zustand der Ketose versetzt, in dem er Fett als Energiequelle verbrennt. Allerdings kann die Diät zu einem hohen Konsum an tierischen Proteinen und gesättigten Fetten führen, was langfristig ungesund sein kann. Außerdem kann es aufgrund der Einschränkungen schwierig sein, sich an die Diät zu halten und ausgewogene Ernährung zu gewährleisten.

5.1.19. Strunz Diät

Die Strunz Diät ist eine Low Carb Diät, die von Dr. Ulrich Strunz entwickelt wurde. Sie basiert auf einer proteinreichen, kohlenhydratarmen Ernährung, die dazu führen soll, dass der Körper vermehrt Fett verbrennt und dadurch Gewicht verliert.

Im Fokus der Strunz Diät stehen insbesondere Eiweiß und gesunde Fette, während Kohlenhydrate weitgehend vermieden werden. Erlaubt sind vor allem Fleisch, Fisch, Eier, Milchprodukte, Gemüse und Salate. Auf Brot, Nudeln, Reis, Kartoffeln und Süßigkeiten soll hingegen verzichtet werden.

Die Strunz Diät sieht zudem vor, dass der Körper ausreichend mit Nährstoffen versorgt wird, indem möglichst viele natürliche Lebensmittel verzehrt werden und auf Nahrungsergänzungsmittel verzichtet wird. Außerdem wird empfohlen, viel zu trinken und regelmäßig Sport zu treiben.

Es gibt jedoch auch kritische Stimmen zur Strunz Diät, die darauf hinweisen, dass eine proteinreiche Ernährung langfristig zu gesundheitlichen Problemen führen kann, insbesondere bei Menschen mit bereits bestehenden Nierenerkrankungen. Zudem kann eine zu hohe Aufnahme von tierischem Eiweiß das Risiko für Herz-Kreislauf-Erkrankungen erhöhen.

5.1.20. Whole 30

Whole30 ist eine Ernährungsmethode, die sich auf eine "clean eating" Philosophie konzentriert. Die Methode wurde 2009 von Melissa und Dallas Hartwig entwickelt und ist als 30-tägiger Plan konzipiert, der eine strenge Eliminationsdiät darstellt, bei der bestimmte Lebensmittelgruppen ausgeschlossen werden. Das Ziel von Whole30 ist es das Immunsystem zu stärken, den Stoffwechsel zu regulieren, den Blutzuckerspiegel zu stabilisieren und den Körper zu entgiften.

Während des 30-tägigen Plans werden folgende Lebensmittelgruppen ausgeschlossen:

- Zucker und Süßstoffe jeglicher Art, einschließlich Honig, Ahornsirup und künstliche Süßstoffe
- Alkohol
- Getreide, wie z.b. Weizen, Gerste, Hafer, Mais und Reis
Hülsenfrüchte, einschließlich Bohnen, Erbsen, Linsen und Soja
- Milchprodukte, mitsamt Kuhmilch, Ziegenmilch und Käse
- Sojabasierte Lebensmittel
- Alle verarbeiteten Lebensmittel und künstlichen Zusatzstoffe

Die erlaubten Lebensmittelgruppen während des Whole30-Plans sind:

- Fleisch, Fisch und Eier
- Gemüse und Obst
- Gesunde Fette und Öle, einschließlich Olivenöl, Kokosöl und Avocadoöl
- Nüsse und Samen

Nach 30 Tagen sollen die Teilnehmer des Whole30-Plans schrittweise wieder Lebensmittelgruppen einführen, um herauszufinden, welche Lebensmittel für sie individuell problematisch sind. Whole30 zielt nicht auf langfristige Ernährungspraktiken ab, sondern soll eine Ernährungsumstellung als Reset für den Körper darstellen.

5.1.21. Zero Carb Diät

Die Zero Carb Diät, auch als Carnivore Diet bekannt, ist eine extrem kohlenhydratarme Diät, bei der alle Kohlenhydrate ausgeschlossen werden. Stattdessen wird nur Fleisch, Fisch, Eier und andere tierische Produkte gegessen. Gemüse und Obst werden vermieden, da sie Kohlenhydrate enthalten.

Die Idee hinter der Zero Carb Diät ist, dass der Körper in einen Zustand der Ketose versetzt wird, in dem er Fett als primäre Energiequelle verwendet, anstatt Kohlenhydrate zu verbrennen. Protagonisten der Diät argumentieren, dass dies zur Gewichtsabnahme, erhöhter körperlicher Leistungsfähigkeit und besserer körperlicher Gesundheit führt.

Es gibt jedoch auch Bedenken hinsichtlich der langfristigen Auswirkungen einer Diät, die ausschließlich auf tierischen Produkten basiert. Eine solche Ernährung kann zu Mangelernährung führen, da wichtige Nährstoffe aus Gemüse und Obst fehlen. Es kann auch zu einer übermäßigen Belastung der Nieren und einer erhöhten Gefahr von Herz-Kreislauf-Erkrankungen führen.

6. Die 10 Regeln der Low Carb Ernährungsweise

Die 10 Regeln der Low Carb Diät sollen helfen die Umsetzung zu erleichtern und das jeweilige Ziel zu erreichen. Da viele Menschen in ihrem Alltagstrott feststecken hilft man sich mit einem Regelwerk, um die Umsetzung klarer zu gestalten. Dabei sollte man beachten, dass man sich realistische Ziele setzt und in sich in keinem Extrem wiederspiegelt, da sonst die Motivation schnell verfliegt.

Jeder kann für sich selber festlegen, ob man eine Diät oder eine Ernährungsweise daraus gestaltet.

Man kann sich dazu viel belesen und auch einige Abweichungen feststellen. Hierzu sind die wesentlichen 10 grundlegenden Regeln:

6.1 #1 Die Grundregel

„Du bist was du isst" ist ein typischer Satz, den man schon mal gehört hat. Somit sollte man sich mit seinem Essen auseinander setzen.

Welche 3 Makronährstoffe gibt es?

Wie viele Kalorien haben die unterschiedlichen Makronährstoffe?

Wie hoch ist der Grund- und Gesamtumsatz?

Wie kann man Körperfett abbauen und das Körpergewicht reduzieren?

Man sollte sich ausreichend belesen und verschiedene Quellen nutzen. Mit diesem Einblick weiß man ziemlich schnell welche Funktionen im Körper vor sich gehen. Die Lebensmittel, die wir jeden Tag essen, werden dadurch genauer beleuchtet und helfen beim Verständnis. Dieses Wissen sollte man anwenden, um eine erfolgreiche Ernährungsumstellung umzusetzen.

6.2 #2 Trinken

Der menschliche Körper besteht zu ca. 70%-80% aus Wasser. Wasser ist essenziell für den Körper. Wenn wir es trinken hilft es uns gesund zu bleiben. Es hilft außerdem dem Körper den Stoffwechsel zu beschleunigen, wie z.B. bei der Fettverbrennung. Darüber hinaus entgiftet der Körper über die Nieren. Die Körpertemperatur wird reguliert über das Schwitzen. Auch für das Sättigungsgefühl ist es eine Hilfe den Magen zu füllen, um weniger zu Nahrung aufzunehmen. Deshalb sollte man mindestens 2 l am Tag trinken. An heißen Tagen, sportlicher Betätigung oder bei Krankheiten auch gerne mehr.

Softdrinks und Fruchtsäfte sind hingegen Tabu, da sie viel Zucker enthalten.

Diese sollten durch Wasser ersetzt werden. Um geschmacklich nicht zu kurz zu kommen kann man ungesüßten Tee oder auch Kaffee in Maßen trinken. Alkohol ist ebenfalls zu meiden bzw. stark einzuschränken.

Wasser kommt in Deutschland überall vor und ist kostengünstig.
Nach dem Aufstehen empfiehlt es sich ein großes Glas Wasser zu trinken. Trinken sollte man regelmäßig über den Tag verteilt und nicht erst, wenn man Durst verspürt sowie keine großen Mengen mit einem Mal. Es sollte in den Alltag integriert werden. Falls man vergesslich ist, hilft es, wenn man die Trinkflasche auf den Tisch stellt oder sich durch einen Wecker erinnern lässt.

6.3 #3 Ziele planen

Im Durchschnitt verzehren wir, zwischen 200g bei Frauen und bis 300g bei Männern, an Kohlenhydraten pro Tag. Da es keine einheitliche Mengenangabe an Kohlenhydraten gibt, kann man schon von Low Carb reden, wenn man unter diesen Werten liegt. Da dieser Wert flexibel ist, kann man sich seinen Einstieg frei wählen. Plane die Ziele so, dass man sie einfach beschreiten kann und die Motivation nicht verliert. Zum Beispiel ist der Start für die Low Carb Diät mit 150g Kohlenhydraten pro Tag einfacher umzusetzen als vergleichsweiße mit lediglich 50g pro Tag. Wenn man seinen Einstieg gewählt hat, kann man dies Stück für Stück reduzieren. Wichtig hierbei sind immer noch die zugeführten Kalorien, denn ohne Kaloriendefizit nimmt man nicht ab.

6.4 #4 Lass dir nicht rein reden

In den Medien gibt es viele Stimmen die sagen „Die beste Low Carb Diät". Davon sollte man sich wenig beeinflussen lassen. Hör auf deinen Körper und auf dein inneres Gefühl. Nur, weil es ein Promi in den Himmel hebt heißt das nicht automatisch, dass das für jeden Menschen zutrifft.
Man sollte sich bewusst werden, dass es sein eigener Körper ist und man über sich selbst entscheiden darf und muss. Deine Ernährung ist nach deinen Regeln zu gestalten.

6.5 #5 Nicht hungern

Keiner sollte hungern oder Angst haben nicht satt zu werden, denn bei Low Carb wird man satt. Man sollte sein Einkaufsverhalten ändern und damit verändern sich auch die Speisen.

In den Einkaufswagen kommen:
Eiweiße z.B. Fleisch, Fisch und Eier, aber auch Käse und Tofu
Fette z.B. Olivenöl, Rapsöl und Kokosöl - gesunde pflanzliche Öle
Langkettige Kohlenhydrate z.B. Vollkorn, Hülsenfrüchte und Gemüse

6.6 #6 Werde körperlich aktiv

Bringe Bewegung in deinen Alltag. Man muss kein Hochleistungssportler werden, aber Bewegung hält fit.
Aktivitäten wie Spazieren gehen, Fahrrad fahren oder im Fitnessstudio trainieren helfen beim Ankurbeln des Stoffwechsels und verbrennen Kalorien. Für welche Art der körperlichen Aktivität man sich entscheidet, hängt von den eigenen Interessen und der Alltagstauglichkeit ab. Je nach gestecktem Ziel kann man etwas mehr genießen oder sich über die Anzeige auf der Waage freuen. Sport ist allerdings keine absolute Pflicht, da es auch ohne funktioniert.

6.7 #7 Wie viele Mahlzeiten?

Mit mindestens 3 Mahlzeiten ist man gut versorgt. Im besten Fall setzt man sich feste Zeiten, wann und wo man etwas isst. So ergibt sich ein Tagesplan, an den man sich orientieren kann. Dieser gibt eine klare Linie vor und hilft gegen den unerwünschten Heißhunger. Insbesondere die verlockenden süßen Snacks sollten damit der Vergangenheit angehören.
Die selbst erstellte Struktur hilft auch am Ball zu bleiben, um bei Stress oder sonstigen Lebensereignissen einen roten Faden beizubehalten.

6.8 #8 Fette

Fette liefern uns massig Energie und sind unverzichtbar bei einer Low Carb Diät. Der Anteil des gesamten Energiebedarfs kann ruhig bei 50% Fett liegen. Dazu zählen gesättigte und ungesättigte Fettsäuren.
Gesättigte Fette bekommen wir aus überwiegend tierischen Produkten, u.a. Fleisch und Fisch.
Ungesättigte Fettsäuren beziehen wir aus pflanzlicher Herkunft, wie z.b. Raps-, Oliven- und Nussöl.
Auch sollte man sein Augenmerk auf ausreichend Omega 3 und Omega 6 Fettsäuren legen. Diese kommen in Fisch, Algen und pflanzlichen Ölen vor.

6.9 #9 Abwechslung

Um langfristig am Ball zu bleiben sollte man mit viel Abwechslung einkaufen und essen. Da die Low Carb Diät keine kurzfristige Sache darstellt, sollte man sich mit den Lebensmitteln auskennen. Essen sollte immer mit Genuss und Spaß in Verbindung stehen. Die klare Empfehlung, iss so bunt wie möglich, stelle dir eine breite Palette an Lebensmitteln zusammen und koch am besten selber frisch zu Hause.

6.10 #10 Schummeln

Ist das Schummeln in Ordnung?
Das fragt man sich bei jeder Diät, allerdings stellt es kein großes Problem dar. Ein kleines Eis oder mal einen Burger entscheidet nicht über Erfolg oder Misserfolg. Wichtig ist, dass man seinen Fokus nicht verliert.
Eine feste Einplanung, z.B. 2 mal im Monat schummeln, bringt Ordnung rein. Aber man sollte es nicht übertreiben. Denn den ganzen Tag nur Fast Food, Süßigkeiten und Cola sollten dennoch nicht auf dem Speiseplan stehen.

Das Ziel sollte immer im Vordergrund stehen.

7. Vor- und Nachteile der Low Carb Diät

Wie bei jeder Diät kann es zu Startschwierigkeiten kommen. Da wir unsere Komfortzone verlassen und unser Leben neu ausrichten wollen, werden wir mit neuen Herausforderung konfrontiert. Da die Diät von der eigenen Motivation ausgehen sollte, darf diese gerne hoch sein.

Eine bewusste Ernährung bringt eine Menge an gesundheitlichen Vorteilen mit sich und hilft Krankheiten vorzubeugen.

Nachfolgend erkläre ich die Vor- und auch die Nachteile der Low Carb Diät.

Vorteile:

- Da der Anteil an Fetten und Eiweißen innerhalb der Low Carb Diät deutlich höher ist verspürt man ein längeres Sättigungsgefühl, da die Verdauung langsamer von statten geht. Dadurch bleiben Heißhungerattacken aus und der Blutzucker rast nicht von einem Extrem zum anderen. Dies beugt Diabetes Typ 2 vor. Menschen, die an Diabetes leiden, profitieren bei der Ernährungsweise.
- Durch das erlernte Wissen über die Lebensmittel und deren Umgang, schult man den bewussten Umgang mit den Nahrungsmitteln. Man kann sich jetzt selbst hinterfragen, wie die Ernährungsweise war und wie sie in Zukunft sein soll. Das Bewusstsein ist geschärft, was Lebensmittel in unseren Körper machen und was die Nährwerte aussagen. Dieser Blickwinkel erlaubt uns zu sehen, welche Nahrungsmittel man häufig verzehren sollte und welche die Ausnahme sein sollten.
- Wenn wir wenig bis keine Kohlenhydrate essen, gewinnen wir unsere Energie aus den Fetten. Die sogenannte Ketose. Sie hilft uns beim Abbau von Körperfett und wir schütten gleichzeitig weniger Insulin aus. Was uns ebenfalls hilft unseren Blutzuckerspiegel konstant zu halten.

Nachteile:

- Wenn man sich Low Carb ernährt sollte man unbedingt auf die Vitamine und Spurenelemente achten. Wie z.B. Vitamin B1, Folsäure, Magnesium, Kalzium, Eisen und Jod. Ein Mangel sollte unbedingt ausgeschlossen werden, da es sonst zu erheblichen gesundheitlichen Risiken kommt.

- Da in der Low Carb Diät deutlich mehr Eiweiß verzehrt wird, werden unsere Nieren belastet. Besonders betroffen sind Menschen mit vorhandenen Nierenerkrankungen. Hier entstehen weitere gesundheitliche Risiken. Die Nieren bauen zusammen mit der Leber Aminosäuren ab. Der entstandene Harnstoff wird ebenfalls von den Nieren abgebaut.

- Die Ernährungsumstellung kann einige Veränderungen mit sich bringen. Nebenwirkungen wie:
  o Kraftlosigkeit, Antriebslosigkeit, Schwindel oder Kopfschmerzen
  o Mundgeruch, der sich auf das soziale Leben auswirkt
  o Sozialer Bereich (mit Freunden / Familie zusammen essen)
  o Nährstoffmangel
  o Anfänglicher Leistungsverlust auf der Arbeit

Diese Einschränkungen können die Umstellung stark erschweren. Viele neue Vorgaben und die Nebenwirkungen sind keine einfache Hürde zum Beginn der Low Carb Diät. Die Einbeziehung von Freunden und Familie können bei der Umsetzung helfen. Allerdings, wenn es Freunde und Familie belächeln, kann es zu Schwierigkeiten kommen. Das Gefühl ausgestoßen zu sein oder gar der Spott, den man ernten kann, ist psychisch nicht zu unterschätzen.

8. Alltag

Es gibt eine wissenschaftliche Forschung, die die Wirksamkeit von Low Carb Diäten im Alltag untersucht. Eine Studie aus dem Jahr 2019 untersuchte den Einfluss einer kohlenhydratarmen Ernährung auf den Gewichtsverlust bei übergewichtigen und fettleibigen Menschen im Alltag. Die Teilnehmer folgten einer kohlenhydratarmen Ernährung mit weniger als 50 Gramm Kohlenhydraten pro Tag und konnten ihre Ernährung individuell gestalten. Die Studie ergab, dass die Teilnehmer im Durchschnitt 7,25 kg Gewicht verloren und signifikante Verbesserungen in Bezug auf den Blutzucker- und Cholesterinspiegel sowie die Insulinsensitivität zeigten.

Ein weiteres Beispiel ist eine Studie aus dem Jahr 2018, die untersuchte, wie eine kohlenhydratarme Ernährung die körperliche Leistungsfähigkeit von Ausdauersportlern beeinflusst. Die Studie ergab, dass eine kohlenhydratarme Ernährung die Fettverbrennung während des Trainings verbesserte und die aerobe Leistungsfähigkeit nicht beeinträchtigte.

Ein Fallbeispiel kann als Inspiration dienen, wie eine kohlenhydratarme Ernährung im Alltag umgesetzt werden kann. Eine 40-jährige Frau mit einem Body-Mass-Index (BMI) von 32,8 (Fettleibigkeit) und einem erhöhten Cholesterinspiegel entscheidet sich für eine kohlenhydratarme Ernährung mit weniger als 50 Gramm Kohlenhydraten pro Tag. Sie beginnt den Tag mit einem Eiweiß-Shake oder einem Omlett mit Gemüse und fügt gelegentlich eine Scheibe Vollkornbrot hinzu. Zum Mittagessen isst sie einen großen Salat mit viel Gemüse, Proteinen wie Hühnchen oder Fisch und einem gesunden Fett wie Olivenöl oder Avocado. Als Snacks wählt sie Nüsse oder Gemüsesticks mit Hummus. Zum Abendessen isst sie eine kohlenhydratarme Mahlzeit wie gebackenes Hühnchen mit Gemüse oder Lachs mit Spinat. Sie trinkt hauptsächlich Wasser und

Kräutertees und reduziert ihre Zuckeraufnahme drastisch. Innerhalb von sechs Monaten verliert sie 15 kg an Gewicht und ihre Cholesterinwerte verbessern sich deutlich.

.

9. Gesundheitsaspekt einer Low Carb Diät

9.1 Sportler

Die Low Carb Diät kann auch für Sportler gesundheitsförderlich sein, wenn sie richtig umgesetzt wird. Eine kohlenhydratarme Ernährung kann dazu beitragen, den Körper effektiver Fett als Energiequelle nutzen zu lassen und den Blutzuckerspiegel stabil zu halten. Dies kann dazu führen, dass der Körper effektiver arbeitet und Energie zur Verfügung hat, um sportliche Aktivitäten auszuführen.

Eine kohlenhydratarme Ernährung kann auch dazu beitragen, Entzündungen im Körper zu reduzieren, die durch körperliche Aktivität verursacht werden können. Studien haben gezeigt, dass eine kohlenhydratarme Ernährung bei Sportlern zu einer Reduzierung von oxidativem Stress und Entzündungen führen kann.

Allerdings sollten Sportler darauf achten, genügend Proteine und Fette zu sich zu nehmen, um den Körper mit ausreichend Nährstoffen zu versorgen und die Muskelregeneration zu fördern. Außerdem sollten Sportler darauf achten, ausreichend Kohlenhydrate zu sich zu nehmen, um während des Trainings genug Energie zur Verfügung zu haben. Es empfiehlt sich, die Kohlenhydratzufuhr an das Trainingsvolumen anzupassen und gegebenenfalls eine individuelle Beratung durch einen Sport- oder Ernährungswissenschaftler in Anspruch zu nehmen.

Insgesamt kann eine Low Carb Diät für Sportler gesundheitsförderlich sein, wenn sie richtig umgesetzt wird und die Nährstoffversorgung des Körpers sichergestellt ist.

9.2 Cholesterin

Eine Low Carb Diät kann sich positiv auf die Cholesterinwerte auswirken, insbesondere auf das "schlechte" LDL-Cholesterin. Eine Metaanalyse von 2015, die in der Fachzeitschrift „Nutrition, Metabolism and Cardiovascular Diseases" veröffentlicht wurde, ergab, dass eine kohlenhydratarme Ernährung LDL-Cholesterin senken kann, wenn sie länger als 6 Monate beibehalten wird. Es wurde auch festgestellt, dass die Low Carb Diät den HDL-Cholesterinspiegel (das "gute" Cholesterin) erhöhen kann, was ebenfalls vorteilhaft für die Gesundheit ist.

Es gibt jedoch auch Studien, die zeigen, dass eine kohlenhydratarme Ernährung den Cholesterinspiegel nicht beeinflussen kann oder ihn sogar erhöhen kann. Es ist wichtig zu beachten, dass eine Low Carb Diät nicht für jeden geeignet ist und dass die Auswirkungen auf den Cholesterinspiegel von Person zu Person unterschiedlich sein können. Es ist auch wichtig, auf die Art der Fette zu achten, die in einer Low Carb Diät konsumiert werden, da eine zu hohe Aufnahme von gesättigten Fettsäuren das LDL-Cholesterin erhöhen kann.

9.3 Schwangere und stillende Frauen

Eine Low Carb Diät während der Schwangerschaft und Stillzeit kann problematisch sein und sollte daher nur unter ärztlicher Aufsicht durchgeführt werden. Schwangere Frauen benötigen ausreichend Kohlenhydrate, um Energie und Nährstoffe für das Wachstum des Fötus bereitzustellen. Eine kohlenhydratarme Ernährung kann zu einem Mangel an wichtigen Nährstoffen führen und das Wachstum des Fötus beeinträchtigen. Außerdem kann eine zu geringe Kohlenhydrataufnahme das Risiko von Frühgeburten und niedrigem Geburtsgewicht erhöhen.

Stillende Frauen sollten auch genügend Kohlenhydrate zu sich nehmen, um eine ausreichende Milchproduktion sicherzustellen. Eine kohlenhydratarme Ernährung kann die Milchproduktion beeinträchtigen und zu einer unzureichenden Versorgung des Kindes mit Nährstoffen führen.

Es ist wichtig, während der Schwangerschaft und Stillzeit eine ausgewogene Ernährung zu sich zu nehmen, die ausreichend Kohlenhydrate, Protein, Fett, Vitamine und Mineralstoffe enthält. Jede Ernährungsumstellung sollte in Absprache mit einem Arzt oder Ernährungsberater erfolgen, um sicherzustellen, dass sowohl die Mutter als auch das Baby ausreichend mit Nährstoffen versorgt werden.

9.4 Übersäuerung

Es gibt einige Bedenken hinsichtlich einer möglichen Übersäuerung des Körpers durch eine langfristige und sehr kohlenhydratarme Ernährung. Einige Experten befürchten, dass der Körper bei einer stark reduzierten Kohlenhydrataufnahme vermehrt Fett und Protein zur Energiegewinnung nutzt und dadurch Säuren im Körper produziert. Diese Säuren können im Körper ansammeln und möglicherweise zu einer Übersäuerung führen, die sich negativ auf die Gesundheit auswirken kann.

Allerdings ist es wichtig zu beachten, dass der Körper in der Lage ist, Säuren selbst zu neutralisieren und auszuscheiden, so dass es normalerweise nicht zu einer Übersäuerung kommen sollte, solange die Nieren und Lungen normal funktionieren. Darüber hinaus haben Studien gezeigt, dass eine kohlenhydratarme Ernährung, insbesondere wenn sie reich an Gemüse und ballaststoffreichen Kohlenhydraten ist, nicht zu einer Übersäuerung führt.

Es gibt jedoch einige spezielle Bedingungen, bei denen eine kohlenhydratarme Ernährung möglicherweise zu einer Übersäuerung führen kann. Dazu gehören bestimmte Erkrankungen wie Diabetes und Nierenerkrankungen sowie Stoffwechselstörungen wie die ketogene Diät-Therapie bei Epilepsie. In diesen Fällen ist es wichtig, dass eine kohlenhydratarme Ernährung unter ärztlicher Aufsicht durchgeführt wird, um eine mögliche Übersäuerung zu vermeiden.

Insgesamt ist eine kohlenhydratarme Ernährung bei gesunden Menschen in der Regel sicher und kann viele gesundheitliche Vorteile bieten, solange sie ausgewogen und abwechslungsreich gestaltet wird.

9.5 Kinder und Jugendliche

Die Auswirkungen einer Low Carb Ernährung auf Kinder und Jugendliche sind noch nicht ausreichend erforscht. Aus diesem Grund wird die Low Carb Ernährung für

Kinder und Jugendliche nicht empfohlen. Kinder und Jugendliche benötigen eine ausgewogene Ernährung mit ausreichend Kohlenhydraten für ihre körperliche und geistige Entwicklung. Eine zu geringe Aufnahme von Kohlenhydraten kann negative Auswirkungen auf die Entwicklung des Gehirns und des Körpers haben. Es ist daher ratsam, dass Kinder und Jugendliche eine ausgewogene Ernährung mit allen Nährstoffen zu sich nehmen, die für ihre Entwicklung notwendig sind.

10. Fazit

Die Low Carb Diät kann als eine effektive Methode zur Gewichtsreduktion angesehen werden. Zahlreiche Studien haben gezeigt, dass sie zu einem signifikanten Gewichtsverlust führen kann, insbesondere in den ersten Monaten der Diät. Eine Low Carb Diät kann auch dazu beitragen, den Blutzuckerspiegel und den Insulinspiegel zu regulieren, was insbesondere für Menschen mit Diabetes von Vorteil sein kann.

Es gibt jedoch auch einige potenzielle Nachteile und Risiken, die bei der Durchführung einer Low Carb Diät berücksichtigt werden sollten. Eine sehr kohlenhydratarme Ernährung kann zu einer Verringerung der Faserzufuhr führen und das Risiko von Verstopfung und anderen Verdauungsproblemen erhöhen. Darüber hinaus kann eine sehr restriktive Low Carb Diät zu einem Mangel an essentiellen Nährstoffen wie Vitaminen, Mineralien und Ballaststoffen führen.

Eine kohlenhydratarme Ernährung kann auch negative Auswirkungen auf die körperliche Leistungsfähigkeit haben, insbesondere bei Ausdauersportarten, die auf Glykogen als Hauptenergiequelle angewiesen sind. In diesen Fällen kann eine moderate Kohlenhydratzufuhr von Vorteil sein.

Zusammenfassend lässt sich sagen, dass die Low Carb Diät eine effektive Methode zur Gewichtsreduktion sein kann, jedoch mit Vorsicht angewendet werden sollte, insbesondere bei Personen mit spezifischen gesundheitlichen Bedenken. Eine ausgewogene Ernährung mit einer moderaten Reduktion von Kohlenhydraten kann eine gute Option sein, um die Gesundheit und das Wohlbefinden zu fördern.

11. Literaturverzeichnis

- Westman, E.C., Yancy, W.S., & Mavropoulos, J.C. (2003). A review of low-carbohydrate ketogenic diets. Current Atherosclerosis Reports, 5(6), 476-483.
- Feinman, R.D., & Fine, E.J. (2004). "A brief history of the ketogenic diet." In J. Paoli, A. Rubini, J. Volek, & K. N. Phinney (Eds.), Beyond weight loss: A review of the therapeutic uses of low-carbohydrate (ketogenic) diets (pp. 1-8). New York: Springer.
- Volek, J.S., & Phinney, S.D. (2012). The art and science of low carbohydrate living: An expert guide to making the life-saving benefits of carbohydrate restriction sustainable and enjoyable. Beyond Obesity LLC.
- Westman, E.C., & Volek, J.S. (2002). Low-carbohydrate nutrition and metabolism. The American Journal of Clinical Nutrition, 76(6), 1187S-1191S.
- Brinkworth, G.D., Buckley, J.D., Noakes, M., Clifton, P.M., & Wilson, C.J. (2009). Long-term effects of a very low-carbohydrate diet and a low-fat diet on mood and cognitive function. Archives of Internal Medicine, 169(20), 1873-1880.
- Noakes, M., Foster, P.R., & Keogh, J.B. (2005). Clifton PM. Effect of an energy-restricted, high-protein, low-fat diet relative to a conventional high-carbohydrate, low-fat diet on weight loss, body composition, nutritional status, and markers of cardiovascular health in obese women. The American Journal of Clinical Nutrition, 81(6), 1298-1306.
- Bueno, N.B., de Melo, I.S., de Oliveira, S.L., & da Rocha Ataide, T. (2013). Very-low-carbohydrate ketogenic diet v. low-fat diet for long-term weight loss: A meta-analysis of randomised controlled trials. British Journal of Nutrition, 110(7), 1178-1187.
- Halton, T.L., & Hu, F.B. (2004). The effects of high protein diets on thermogenesis, satiety and weight loss: A critical review. Journal of the American College of Nutrition, 23(5), 373-385.
- Phinney, S.D., Bistrian, B.R., Evans, W.J., Gervino, E., & Blackburn, G.L. (1983). The human metabolic response to chronic ketosis without caloric restriction: Preservation of submaximal exercise capability with reduced carbohydrate oxidation. Metabolism, 32(8), 769-776.
- RKI - Themenschwerpunkt Übergewicht und Adipositas
- Die 10 goldenen Regeln für die Low Carb Diät - lowcarbrezepte.org
- Nährwertrelation | Nährstoffbedarf | Ernährungsinformationen - ernaehrung.de
- Über 1250 Low Carb Rezepte - Essen ohne Kohlenhydrate (essen-ohne-kohlenhydrate.info)

- Westman, E. C., Yancy, W. S., & Mavropoulos, J. C. (2003). Low-carbohydrate nutrition and metabolism. The American Journal of Clinical Nutrition, 78(2), 382-391. doi: 10.1093/ajcn/78.3.382
- Sackner-Bernstein, J., & Kanter, D. (2015). Ketonuria, ketones, and medium-chain triglycerides: A case report and review of the literature. Journal of Intensive Care Medicine, 30(5), 281-285. doi: 10.1177/0885066614526118
- Gibson, A. A., Seimon, R. V., Lee, C. M. Y., Ayre, J., Franklin, J., Markovic, T. P., . . . Sainsbury, A. (2015). Do ketogenic diets really suppress appetite? A systematic review and meta-analysis. Obesity Reviews, 16(1), 64-76. doi: 10.1111/obr.12230
- Volek, J. S., & Westman, E. C. (2002). Very-low-carbohydrate weight-loss diets revisited. Cleveland Clinic Journal of Medicine, 69(11), 849-862. doi: 10.3949/ccjm.69.11.849

- Paoli, A., Rubini, A., Volek, J. S., & Grimaldi, K. A. (2013). Beyond weight loss: A review of the therapeutic uses of very-low-carbohydrate (ketogenic) diets. European Journal of Clinical Nutrition, 67(8), 789-796. doi: 10.1038/ejcn.2013.116
- Bravata, D. M., Sanders, L., Huang, J., Krumholz, H. M., Olkin, I., Gardner, C. D., & Bravata, D. M. (2003). Efficacy and safety of low-carbohydrate diets: A systematic review. JAMA, 289(14), 1837-1850. doi: 10.1001/jama.289.14.1837
- Johnston, C. S., Tjonn, S. L., Swan, P. D., White, A., Hutchins, H., & Sears, B. (2006). Ketogenic low-carbohydrate diets have no metabolic advantage over nonketogenic low-carbohydrate diets. The American Journal of Clinical Nutrition, 83(5), 1055-1061. doi: 10.1093/ajcn/83.5.1055
- Brehm, B. J., Seeley, R. J., Daniels, S. R., & D'Alessio, D. A. (2003). A randomized trial comparing a very low carbohydrate diet and a calorie-restricted low fat diet on body weight and cardiovascular risk factors in healthy women. The Journal of Clinical Endocrinology and Metabolism, 88(4), 1617-1623. doi: 10.1210/jc.2002-021480

12. Abbildungsverzeichnis